60歳からの脳トレ

声に出して読む！
えんぴつでなぞる!!

百人一首

和歌に親しむ、意味を知る！

下の句・思い出しテスト付き

日本の古典に親しむ会 編

コスモ21

古典に親しみながら、あなたの脳を活性化しましょう――はじめに

『百人一首』と聞くと、何を思い出すでしょうか。お正月に坊主めくりで遊んだかるた？　それとも高校生の頃、「テストに出します」と言われ必死に覚えたこと？

かつては多くの家に一つはあった『百人一首』のかるたセットがいつの間にか姿を消した昨今。しかし、最近では、競技かるたに没頭する少女を描いたコミックが登場して人気が高まり、映画化されるなど、日本人の琴線《きんせん》に触れる魅力が『百人一首』にはあるようです。

『百人一首』には、飛鳥時代の天智天皇から、宮廷文学が花開いた奈良・平安時代を経て、武士の時代へと移っていった順徳院までの約五百年にわたる和歌の中から、優れた歌人百人の珠玉の一首が収められています。

その成立には不明な点もありますが、選歌は、平安時代末期から鎌倉時代にかけて名声を博した大歌人・藤原定家が行なったと言われています。

四季折々に展開される自然の情景と、そこに思いを重ねる心情や人生、さまざまな恋愛の形と微妙に揺れ動く恋の気持ちなどが、限られた文字数の中に凝縮され、五・七・五・七・七と

いう心地よいリズムに乗って、私たちの胸に響きます。まさに日本人の美意識の結晶です。

本書は、実は親しみやすく、また覚えやすい『百人一首』を通して日本の古典文学に親しんでもらおうというものです。さらに一首ずつを、リズミカルに声に出して読み、現代訳を参考に情景を思い浮かべながら、文字をなぞることで、手を使うという一連の動作で脳の活性化を図ろうとするものです。

なぞる書体は、第一部では丁寧にかっちりと書けるように楷書体に、第二部では少し勢いをつけて書けるように行書体にしてあります。最後の第三部で厳選の60首について、下の句の穴埋めテストにも挑戦して、更なる記憶力アップを図ってみてください。

歌の表記、漢字の使用や作者名は『現代語訳　日本の古典11　小倉百人一首』（宮　柊二／学研刊）に従いました。現代訳は、歌の真髄を損なわない範囲で意訳を施し、鑑賞の一助となるように歌の背景の説明を加えました。

悠久の昔に生きた人々の心に触れて、「声に出して読み」、「鉛筆でなぞり書き」し、心と脳をリフレッシュしてください。

日本の古典に親しむ会

もくじ

声に出して読む！えんぴつでなぞる!! 百人一首

★「声に出して読む」、そして、「えんぴつでなぞり書く」、この二つのシンプルな行為が、記憶力・注意力を高め、脳の働きを若返らせてくれます。

★基本の字形を書き記す「楷書」は、私たちが子どもの頃から学んできています。この分かりやすい書体を、アミ文字に沿ってなぞり書きしましょう。

第二部

もう一度、行書体で「百人一首」をえんぴつでなぞりましょう…… 111

★「行書」は、筆づかいを重視してスピーディーに、しかも読みやすく書くために、点画の形を変化させたり、省略したりしています。流れるようにスラスラと記すことができ、親しみを込めた手紙などが贈れます。

★ここでは、本書をコピーして、それになぞり書きすることをお勧めします。

第三部

「百人一首」代表60歌 ～穴埋め思い出しテスト…… 137

★上の句を受けて下の句を思い出し、○部分をひらがなで埋めてください。このときは旧仮名遣いでなくてもOKです。漢字で思い出した場合は、○の数は読み方に合わせてください。

★正しく思い出せたか、間違っていたかの判定は、歌の番号がありますので、第一部により確認してください。

★楽しみながら記憶力を高める「穴埋め思い出しテスト」に反復してトライしましょう。白い紙に○部分の文字を入れることをお勧めします。また、ここでも声に出して読みましょう。

カバー・本文デザインDTP＝中村 聡
原稿制作協力＝河野久美子
企画編集協力＝オフィス朋友

第一部

「百人一首」を読んで、えんぴつでなぞりましょう

★「声に出して読む」、そして、「えんぴつでなぞり書く」、この二つのシンプルな行為が、記憶力・注意力を高め、脳の働きを若返らせてくれます。

★基本の字形を書き記す「楷書」は、私たちが子どもの頃から学んできています。この分かりやすい書体を、アミ文字に沿ってなぞり書きしましょう。コンビニや100円ショップなど市販の原稿用紙になぞり書くのも、本を汚さずに済むので、これもお勧めです。

1番歌

秋の田の　かりほの庵《いほ》の　とまを荒《あら》み
わが衣手《ころもで》は　露《つゆ》にぬれつつ

天智《てんじ》天皇

現代訳

秋、田のそばに作った仮小屋に泊まってみると、屋根をふいた苫《とま》の目が粗《あら》いので、その隙間から忍びこむ冷たい夜露が、私の着物の袖をすっかりと濡らしてしまっている。収穫期の農作業にいそしむ田園風景を詠んでおり、晩秋の寂寥《せきりょう》感に美を感じている歌である。

◆階書体で、歌を〈えんぴつ〉でなぞりましょう

秋の田の　かりほの庵の　とまを荒み
わが衣手は　露にぬれつつ

2番歌

春すぎて　夏来《き》にけらし　白妙《しろたへ》の　衣《ころも》ほすてふ《ちょう》　天《あま》の香具《かぐ》山《やま》

持統《じとう》天皇

現代訳

春は過ぎ去り、いつの間にか夏が来てしまったようだ。香具山には、あんなにたくさんの真っ白な着物が干されているのだから。「てふ」は「という」の意味で伝聞を表し「ちょう」と読む。初夏の山の緑と布の白の対比が鮮やかに詠まれている。

◆階書体で、歌を〈えんぴつ〉でなぞりましょう

春すぎて　夏来にけらし　白妙の
衣ほすてふ　天の香具山

3番歌

あしびきの 山鳥《やまどり》の尾の しだり尾の ながながし夜《よ》を ひとりかも寝む

柿本人麿

現代訳

山鳥の長く垂れた尾のように、こんなにも長い夜を、私もまた一人で寝るのだろうか。山鳥の尾の長さから秋の夜の長さに転じる、言葉の面白さが際立つ。山鳥は、昼は雌雄一緒にいるが夜は離れて寝るとされており、恋人同士が離れていることをも連想させている。

◆階書体で、歌を〈えんぴつ〉でなぞりましょう

あしびきの 山鳥の尾の しだり尾の ながながし夜を ひとりかも寝む

4番歌

田子《たご》の浦《うら》に うち出《い》でて見れば 白妙《しろたへ》の 富士の高嶺《たかね》に 雪は降りつつ

山部赤人《あかひと》

現代訳

田子の浦の海岸に出てみると、雪をかぶった真っ白な富士の山が見えるが、その高い嶺《みね》には、今もしきりに雪が降り続けているのだろう。言葉で描いた絵画のような歌である。風景のすばらしさを詠む叙景歌の代表的な作品といえる。「白妙の」は富士にかかる枕詞。

◆階書体で、歌を〈えんぴつ〉でなぞりましょう

田子の浦に うち出でて見れば 白妙の
富士の高嶺に 雪は降りつつ

5番歌

奥山に 紅葉《もみぢ》ふみわけ 鳴く鹿《しか》の 声きくときぞ 秋は悲《かな》しき

猿丸大夫《さるまるたゆう》

現代訳

奥深い山の中で一面に散り敷いた紅葉を踏み分け、雄鹿が雌鹿を求めて鳴いている声を聞くときは、秋の寂しさが、いっそう悲しく感じられる。秋と、命や人間のはかなさを重ねた歌である。猿丸太夫は三十六歌仙の一人でありながら、実在を疑われる人物である。

◆階書体で、歌を〈えんぴつ〉でなぞりましょう

奥山に 紅葉ふみわけ 鳴く鹿の
声きくときぞ 秋は悲しき

6番歌

かささぎの 渡《わた》せる橋に 置く霜《しも》の 白きを見れば 夜《よ》ぞふけにける

中納言家持《やかもち》

現代訳

かささぎが翼を連ねて渡したという天の川にかかる橋のように見える宮中の階段であるが、その上に降った真っ白い霜を見ると、夜もずいぶんと更けたのだなあ。冬の夜更けの厳しさを霜で表現した。和歌の世界では宮中を天上界に見立てることはよくある。

◆階書体で、歌を〈えんぴつ〉でなぞりましょう

かささぎの 渡せる橋に 置く霜の 白きを見れば 夜ぞふけにける

7番歌

あまの原　ふりさけ見れば　春日《かすが》なる　三笠《みかさ》の山に　いでし月かも

安倍仲麿《なかまろ》

現代訳

大空を振り仰いではるか遠くを眺めると、美しい月が出ているが、あの月はきっと故郷である春日の三笠の山に出た月と同じ月だろう。作者は遣唐留学生として唐に渡り三十年を過ごした。帰国する送別の宴で詠んだとされるが、船が難破して帰国を果たせなかった。

◆階書体で、歌を〈えんぴつ〉でなぞりましょう

あまの原　ふりさけ見れば　春日なる　三笠の山に　いでし月かも

8番歌

わが庵《いほ》は　都《みやこ》のたつみ　しかぞすむ
世をうぢ山と　人はいふなり

喜撰《きせん》法師

現代訳

私の庵《いおり》は都の東南、鹿が棲《す》む山里にあって静かに暮らしている。しかし世間では、私が世の中から隠れ宇治の山に住んでいると言っているようだ。「うじ」は「宇治山」と「憂《う》し」の掛詞《かけことば》。「たつみ」は十二支の方位で辰《たつ》と巳《み》の中間。「しか」は、「このように」の意で、「鹿」と掛詞。

◆階書体で、歌を〈えんぴつ〉でなぞりましょう

わが庵は　都のたつみ　しかぞすむ
世をうぢ山と　人はいふなり

9番歌

小野小町

花の色は　うつりにけりな　いたづらに　わが身世にふる　ながめせしまに

現代訳

花の色もすっかり色あせてしまった。降る長雨をぼんやりと眺めているうちに。「降る」と「経《ふ》る」、「長雨」と「眺め」の二つの掛詞で自然と人生を重ね、物思いにふけっている間に私の盛りも過ぎてしまったと嘆いている。作者は絶世の美女とされ、歌風は流麗。

◆階書体で、歌を〈えんぴつ〉でなぞりましょう

花の色は　うつりにけりな　いたづらに

わが身世にふる　ながめせしまに

10番歌

これやこの　行くもかへるも　別れては
しるもしらぬも　あふ坂の関

蟬《せみ》丸

現代訳

これがあの、東国へ旅立つ人も都へ帰る人も、知っている人も知らない人も、別れてはまた会うという逢坂《おうさか》の関《せき》なのだ。逢坂の関は現在の京都府と滋賀県の境にあった。別れては会うことを繰り返すのが人生というものだと、仏教的な感慨が読み取れる歌である。

◆階書体で、歌を〈えんぴつ〉でなぞりましょう

これやこの　行くもかへるも　別れては
しるもしらぬも　あふ坂の関

11番歌

わたのはら　八十島《やそしま》かけて　こぎいでぬと
人には告《つ》げよ　あまのつりぶね

参議　篁《たかむら》

現代訳

大海原を多くの島々を目指して漕ぎ出して行ったと、都の人に告げてくれ、漁師の釣舟よ。作者は遣唐使の副使に選ばれたが、渡唐に二度失敗後、三度目を拒否。嵯峨上皇の怒りにふれ流刑に。その船旅で詠んだ歌。二年後に許され、その後参議にまで昇進した。

◆階書体で、歌を〈えんぴつ〉でなぞりましょう

わたのはら　八十島かけて　こぎいでぬと
人には告げよ　あまのつりぶね

12番歌

あまつ風　雲のかよひ路《ぢ》　ふきとぢよ
乙女《をとめ》のすがた　しばしとどめむ

僧正遍昭《そうじょうへんじょう》

現代訳

空吹く風よ、雲の中にあるという道を吹いて閉じてくれないか。乙女たちの姿をしばらく引き留めておきたいから。新嘗祭《にいなめさい》に宮中で行なわれる五節《ごせち》の舞の美しさを表現するのに、天上から降りた天女の舞と重ねて、天に通じる道をふさいで帰らせないようにと詠んだ。

◆階書体で、歌を〈えんぴつ〉でなぞりましょう

あまつ風　雲のかよひ路　ふきとぢよ
乙女のすがた　しばしとどめむ

13番歌

つくばねの 峰《みね》より落つる みなの川
こひぞつもりて 淵《ふち》となりぬる

陽成院《ようぜいいん》

現代訳

筑波山の峰から流れてくる男女川《みなのがわ》も、やがては深い淵をつくるように、私の恋もしだいに積もり、今では淵のように深い。この歌を贈った恋の相手は、のちに后《きさき》となった綏子《すいし》内親王である。男女川は男体《なんたい》山《さん》と女体山《にょたいさん》の二つの峰から流れ出るので、こう呼ばれた。

◆階書体で、歌を〈えんぴつ〉でなぞりましょう

つくばねの 峰より落つる みなの川
こひぞつもりて 淵となりぬる

14番歌

陸奥《みちのく》の しのぶもぢずり たれゆゑに 乱れそめにし 我《われ》ならなくに

河原《かわらの》左大臣

現代訳

奥州のしのぶもじ摺《ず》りの乱れ模様のように、私の心も乱れている。誰のために思い乱れているのか。私のせいではないのに。言外に「あなたへの恋心のせい」とにおわせている。「もじ摺り」は福島県信夫《しのぶ》地方で作られる布で、忍草《しのぶぐさ》の茎や葉の汁をすりつけて染める。

◆階書体で、歌を〈えんぴつ〉でなぞりましょう

陸奥の しのぶもぢずり たれゆゑに
乱れそめにし 我ならなくに

15番歌

君がため 春の野に出《い》でて 若菜《わかな》つむ わが衣手《ころもて》に 雪は降《ふ》りつつ

光孝《こうこう》天皇

現代訳

あなたのために春の野に出て若菜を摘んでいるが、春だというのにちらちらと雪が降ってきて、私の着物の袖にも雪が降りかかっている。「若菜」はセリやナズナ、ハコベラなど春に芽吹く草の総称で、新春に食べると邪気を払い病気にならないとされている。

◆楷書体で、歌を〈えんぴつ〉でなぞりましょう

君がため 春の野に出でて 若菜つむ
わが衣手に 雪は降りつつ

16番歌

立ちわかれ いなばの山の 峰《みね》におふる 松《まつ》とし聞かば いま帰り来《こ》む

中納言行平《ゆきひら》

現代訳

あなたと別れて因幡《いなば》の国へ行くが、稲羽《いなば》山の峰に生えている松のように、あなたが待っていると聞いたなら、すぐにも都に帰ってこよう。作者が因幡国（鳥取県）に赴任する際の歌で、都への断ちがたい思いがにじむ。「因幡国」と「稲羽山」、「松」と「待つ」は掛詞。

◆楷書体で、歌を〈えんぴつ〉でなぞりましょう

立ちわかれ いなばの山の 峰におふる
松とし聞かば いま帰り来む

17番歌

ちはやぶる　神代《かみよ》もきかず　龍田川《たつたがわ》　からくれなゐに　水くくるとは

在原業平朝臣《ありわらのなりひらあそん》

現代訳

不思議なことが起こる神代の時代にさえこんなことは聞いたことがない。龍田川一面に紅葉《もみじ》が散り敷いて、流れる水を鮮やかな紅《くれない》の色に染め上げるなどということは。龍田川の紅葉の美しさを華麗に表現した歌。「ちはやぶる」は神の枕詞。「唐紅《からくれない》」の「唐」は強調語。

◆階書体で、歌を〈えんぴつ〉でなぞりましょう

ちはやぶる　神代もきかず　龍田川
からくれなゐに　水くくるとは

18番歌

住《すみ》の江《え》の　岸による波　よるさへや
夢《ゆめ》の通《かよ》ひ路《ぢ》　人目《ひとめ》よくらむ

藤原敏行朝臣《としゆきあそん》

現代訳

住の江の岸に寄る波の夜ではないけれど、どうして夢の中でさえ、あなたは人目をはばかるのだろう。「住の江」は現在の大阪市住吉区一帯の海岸。松の名所であり、「待つ」を掛けることが多く、「待つ恋」を連想させる。「よく」は「避ける」という意味。

◆階書体で、歌を〈えんぴつ〉でなぞりましょう

住の江の　岸による波　よるさへや
夢の通ひ路　人目よくらむ

19番歌

難波潟《なにはがた》 みじかき蘆《あし》の ふしのまも 逢《あ》はでこの世を すぐしてよとや

伊勢《いせ》

現代訳

難波潟の入り江に茂っている蘆の、短い節と節の間のようなわずかな時間でさえ会うことができず、この世を過ごしていけと言うのでしょうか。「世」は男女の仲をはじめ人生、世間という意味もある。作者の伊勢は、古今集時代の代表的な女流歌人。

◆階書体で、歌を〈えんぴつ〉でなぞりましょう

難波潟 みじかき蘆の ふしのまも
逢はでこの世を すぐしてよとや

20番歌

わびぬれば　今はたおなじ　難波《なには》なる
身《み》をつくしても　逢はむとぞ思ふ

元良《もとよし》親王

現代訳

このように思いわびて暮らしていると、今はもう身を捨てたのと同じ。いっそのこと、難波の澪標《みおつくし》のように、この身を捨てても会いたい。不義の恋が噂となっていたときに詠んだ歌。澪標は船の航行の目印に立てられた杭のことで、「身を尽くし」に掛けている。

◆階書体で、歌を〈えんぴつ〉でなぞりましょう

わびぬれば　今はたおなじ　難波なる
身をつくしても　逢はむとぞ思ふ

21番歌

いま来《こ》むと 言ひしばかりに 長月《ながつき》の 有明《ありあけ》の月を 待ちいでつるかな

素性《そせい》法師

現代訳

「今すぐに行きましょう」と言ったので、九月の長い夜を待っていたが、とうとう有明の月が出る頃を迎えてしまった。男性の言葉を信じて待っていたのに来なかったという恨みを、女性の立場で詠んだ歌。通って来る男性は通常、有明の月が出る頃に帰っていく。

◆階書体で、歌を〈えんぴつ〉でなぞりましょう

いま来むと 言ひしばかりに 長月の
有明の月を 待ちいでつるかな

22番歌

吹くからに　秋の草木の　しをるれば　むべ山風を　あらしといふらむ

文屋康秀《ふんやのやすひで》

現代訳

吹くとすぐに秋の草や木がしおれるので、なるほど山風のことを嵐というのだろう。「山」と「風」が合体すると「嵐」という一文字になるという文字遊びの歌でありながら、秋の情景をよくとらえている。歌合《うたあわせ》という機知を競う場で詠まれた。

◆階書体で、歌を〈えんぴつ〉でなぞりましょう

吹くからに　秋の草木の　しをるれば

むべ山風を　あらしといふらむ

23番歌

月みれば　ちぢに物こそ　悲《かな》しけれ
わが身ひとつの　秋にはあらねど

大江千里《ちさと》

現代訳

秋の月を眺めていると、いろいろと思い起こされ物悲しい。秋は私一人だけにやって来たのではないのだが。歌合に詠まれた歌で、漢詩人であった作者は、「千々《ちぢ》」と「一つ」という言葉の照応によって、漢詩独特の対句の技法を和歌に応用して披露した。

◆階書体で、歌を〈えんぴつ〉でなぞりましょう

月みれば　ちぢに物こそ　悲しけれ
わが身ひとつの　秋にはあらねど

24番歌

このたびは　幣《ぬさ》もとりあへず　手向山《たむけやま》　紅葉《もみぢ》の錦《にしき》　神のまにまに

菅家《かんけ》

現代訳

この度《たび》の旅は幣を用意できなかったが、手向けの山の美しい紅葉を幣として捧げる。神のお心のままにお受け取りください。菅原道真が朱雀院《すざくいん》に伴い奈良へ旅したときの歌。幣は旅の無事を祈り神へ捧げる錦などの切れ端で作ったもの。手向山は神にお供えをする山。

◆階書体で、歌を〈えんぴつ〉でなぞりましょう

このたびは　幣もとりあへず　手向山　紅葉の錦　神のまにまに

25番歌

名にしおはば　あふ坂山の　さねかづら
人にしられで　くるよしもがな

三条右大臣

現代訳

「逢《あ》う」という名の逢坂山、「さ寝（共寝）」という名のさねかずらが、その名の通りであれば、逢坂山のさねかずらを手繰《たぐ》り寄せるように、あなたが秘かにこちらに来る方法を知りたい。「くるよし」の「くる」は、「繰る」と「来る」の掛詞。「よし」は手立て・方法の意。

◆階書体で、歌を〈えんぴつ〉でなぞりましょう

名にしおはば　あふ坂山の　さねかづら
人にしられで　くるよしもがな

26番歌

をぐら山 峰《みね》のもみぢ葉《ば》 心あらば いまひとたびの みゆき待たなむ

貞信公《ていしんこう》

現代訳

小倉山の峰の美しい紅葉の葉よ、もしお前に人の心があるならば、もう一度の行幸《みゆき》を散らずにお待ちしてほしい。宇多上皇が小倉山の紅葉の美しさを醍醐天皇にも見せたかったと言っていたと、醍醐天皇に贈った歌。作者は藤原氏全盛の礎を築いた藤原忠平のこと。

◆階書体で、歌を〈えんぴつ〉でなぞりましょう

をぐら山 峰のもみぢ葉 心あらば いまひとたびの みゆき待たなむ

27番歌

みかの原《はら》 わきて流るる いづみ川 いつみきとてか 恋しかるらむ

中納言兼輔《かねすけ》

現代訳

みかの原を分けるように湧き出て流れる泉川のことではないが、その人にいつ会ったと言っては、恋しく思ってしまう。「わき」は「分ける」と「湧く」を掛け、「泉（いづみ）」「いつ見」は同音反復。風景を詠んだ上三句は、恋の始まりを表現した下二句の序詞《じょことば》になっている。

◆階書体で、歌を〈えんぴつ〉でなぞりましょう

みかの原 わきて流るる いづみ川
いつみきとてか 恋しかるらむ

28番歌

山里《やまざと》は 冬ぞさびしさ まさりける 人めも草も かれぬと思へば

源宗于朝臣《むねゆきあそん》

現代訳

山里はいつの季節でも寂しいが、冬はとりわけ寂しく感じられる。人も訪ねてこなくなり、草も枯れてしまうのだと思うと。作者は光孝天皇の孫であるが、皇族の身分ではなくなり、官位が進まないことを嘆いた話も残されている。「かれぬ」は「離《か》る」「枯《か》る」の掛詞。

◆階書体で、歌を〈えんぴつ〉でなぞりましょう

山里は 冬ぞさびしさ まさりける
人めも草も かれぬと思へば

29番歌

心あてに 折らばや折らむ 初霜《はつしも》の おきまどはせる 白菊《しらぎく》の花

凡河内躬恒《おおしこうちのみつね》

現代訳

当てずっぽうに折ろうとすれば、折れるだろうか。一面に降りた初霜の白さに、どちらが霜か白菊の花か見分けもつかないほどなのに。霜の冷たいまでの清潔感や高貴さを感じさせる白に、白菊の美を重ね、最後に置くことで白菊に焦点が合うような構成になっている。

◆階書体で、歌を〈えんぴつ〉でなぞりましょう

心あてに 折らばや折らむ 初霜の おきまどはせる 白菊の花

30番歌

有明《ありあけ》の つれなく見えし 別《わかれ》より 暁《あかつき》ばかり うきものはなし

壬生忠岑《みぶのただみね》

現代訳

別れのときのあなたは、その有明の月のようにつれなかったが、あなたと別れてからずっと有明の月がかかる夜明けほどつらいものはない。「憂《う》きものはなし」には、つらい運命を生きているというニュアンスがある。作者は官位は低かったが、『古今集』の選者の一人。

◆階書体で、歌を〈えんぴつ〉でなぞりましょう

有明の つれなく見えし 別より 暁ばかり うきものはなし

31番歌

朝ぼらけ 有明《ありあけ》の月と みるまでに 吉野《よしの》の里に ふれる白雪《しらゆき》

坂上是則《さかのうえのこれのり》

現代訳

夜が明ける頃あたりを見てみると、まるで有明の月が照らしているのかと思うほどに、吉野の里には白雪が降り積もっている。「朝ぼらけ」とは、夜が明けてほのかに明るくなる頃をいう。吉野山は桜の名所であるが、雪の名所という認識のほうがやや古くからある。

◆階書体で、歌を〈えんぴつ〉でなぞりましょう

朝ぼらけ 有明の月と みるまでに 吉野の里に ふれる白雪

32番歌

山川《やまがは》に 風のかけたる しがらみは 流れもあへぬ 紅葉《もみぢ》なりけり

春道列樹《はるみちのつらき》

現代訳

山あいの谷川に、風が架けたような柵《しがらみ》があったのだが、それは流れ切れずにいる紅葉ではないかと今、気づいた。「しがらみ」は杭を打って竹などを編んで横に渡し、流れを食い止めたもの。紅葉を落とす風も川の流れもゆったりとした山の中の秋の情景が広がる。

◆階書体で、歌を〈えんぴつ〉でなぞりましょう

山川に 風のかけたる しがらみは

流れもあへぬ 紅葉なりけり

33番歌

久かたの 光のどけき 春の日に
しづ心なく 花のちるらむ

紀友則《きのとものり》

現代訳

こんなにも日の光が降りそそいでいるのどかな春の日であるのに、どうして落ち着いた心もなく花は散っていくのか。桜の花の散り急ぐ様子を詠んだ歌。上三句で描く春爛漫《らんまん》ののどかさと対照をなす下二句であるが、「静心《しずごころ》なく」と桜を擬人化したところに独創性がある。

◆階書体で、歌を〈えんぴつ〉でなぞりましょう

久かたの 光のどけき 春の日に
しづ心なく 花のちるらむ

34番歌

たれをかも　しる人にせむ　高砂《たかさご》の
松も昔の　友ならなくに

藤原興風《おきかぜ》

現代訳

誰を友とすればいいのだろう。長寿の高砂の松も、昔からの友ではないのだから。「高砂の松」は長寿の象徴として用いられており、親しい友人が次々と亡くなり、一人残された孤独を語り合おうにも松は相手にならないと嘆いている。老齢の孤独と悲哀を詠んだ歌。

◆階書体で、歌を〈えんぴつ〉でなぞりましょう

たれをかも　しる人にせむ　高砂の
松も昔の　友ならなくに

35番歌

人はいさ 心もしらず ふるさとは 花ぞ昔の 香《か》ににほひける

紀貫之

現代訳

さて、人の心はわかりません。でも昔なじみの里では、花は昔のままの香りで咲きにおっている。「あなたの心も同じですね」と、かつて常宿にしていた家の主人から疎遠の恨み言を言われ、返した歌。軽妙な語調のうちに人情の機微を織り込んでいる。

◆階書体で、歌を〈えんぴつ〉でなぞりましょう

人はいさ 心もしらず ふるさとは
花ぞ昔の 香ににほひける

36番歌

夏の夜は　まだ宵《よひ》ながら　明けぬるを
雲のいづこに　月やどるらむ

清原深養父《ふかやぶ》

現代訳

夏の夜は、まだ宵のうちだと思っているのに明けてしまったが、月は雲のどの辺りに宿をとっているのだろうか。月はまだ空にいるはずと、夏の夜の短さを月の擬人化により表現するとともに、夜を共にした男女の別れを惜《お》しむ気持ちもにじませている。

◆階書体で、歌を〈えんぴつ〉でなぞりましょう

夏の夜は　まだ宵ながら　明けぬるを
雲のいづこに　月やどるらむ

37番歌

しらつゆに 風のふきしく 秋の野は つらぬきとめぬ 玉《たま》ぞちりける

文屋朝康《ふんやのあさやす》

現代訳

白露に風がしきりに吹きつけている秋の野のさまは、まるで糸に通して止めていない玉が、美しく散り乱れているようだ。「白露」というのは、草葉の上で露が光るのを強調した表現。薄《すすき》の葉や萩《はぎ》の枝についた露が台風のような強風に揺れているのであろう。

◆階書体で、歌を〈えんぴつ〉でなぞりましょう

しらつゆに 風のふきしく 秋の野は つらぬきとめぬ 玉ぞちりける

38番歌

わすらるる 身をば思はず 誓ひてし 人のいのちの 惜《お》しくもあるかな

右近

現代訳

忘れ去られる我が身のことは何とも思わないが、愛を誓ったあなたの命が、神罰を受けると思うと惜《お》しくてならない。裏切った相手への恨みから皮肉る気持ちと、文字通り相手を気遣う気持ちと解釈は分かれるが、いずれにしても相手への執着が感じられる。

◆階書体で、歌を〈えんぴつ〉でなぞりましょう

わすらるる 身をば思はず 誓ひてし 人のいのちの 惜しくもあるかな

39番歌

浅《あさ》茅《ぢ》生《ふ》の 小《を》野《の》のしのはら しのぶれど あまりてなどか 人のこひしき

参議等《ひとし》

現代訳

浅茅の生える小野の篠原ではないが、あなたへの思いを忍び続けてきたものの、もう忍び切れない。どうしてこのようにあなたが恋しいのか。「小野の」の「小」は調子を整えるための接頭語。篠の葉は微風でさえも音を立てやすく、この歌を印象深いものにしている。

◆階書体で、歌を〈えんぴつ〉でなぞりましょう

浅茅生の 小野のしのはら しのぶれど あまりてなどか 人のこひしき

40番歌

忍ぶれど 色にいでにけり わが恋は ものや思ふと 人の問ふまで

平兼盛

現代訳

人に知られまいと隠していたけれど、気づけば顔色に出てしまったようだ。恋をしているのかと人が尋ねるほどまでに。天徳四年の内裏《だいり》歌合で詠まれた歌で、41番歌との二首で判者が優劣つけがたくいたところ、帝が「忍ぶれど」と口ずさんで勝ったという話が有名。

◆楷書体で、歌を〈えんぴつ〉でなぞりましょう

忍ぶれど 色にいでにけり わが恋は ものや思ふと 人の問ふまで

41番歌

恋すてふ《ちょう》 わが名はまだき 立ちにけり ひと知れずこそ 思ひそめしか

壬生忠見《みぶのただみ》

現代訳

私が恋をしているという噂が、もう世間の人たちに広まってしまったようだ。人には知られないよう、秘かに思い始めたばかりなのに。40番歌と共に「忍ぶ恋」をテーマに歌合で詠まれた歌。勝負には負けたが、的確な表現力が感じられ、後世の評価は高い。

◆階書体で、歌を〈えんぴつ〉でなぞりましょう

恋すてふ わが名はまだき 立ちにけり
ひと知れずこそ 思ひそめしか

42番歌

契《ちぎ》りきな　互《かた》みに袖《そで》を　しぼりつつ　末《すえ》の松山《まつやま》　浪《なみ》越さじとは

清原元輔《もとすけ》

現代訳

かたく約束を交わしたことだ。互いに感激の涙で濡れた袖をしぼりながら、波が末の松山を決して越すことがないように、二人の仲も決して変わらないと。心変わりした女性に向けて、相手の男性の代わりに詠まれた歌。「末の松山」は現在の宮城県多賀城市付近の地名。作者は清少納言の父。

◆階書体で、歌を〈えんぴつ〉でなぞりましょう

契りきな　互みに袖を　しぼりつつ　末の松山　浪越さじとは

43番歌

あひみての　後《のち》の心に　くらぶれば
昔はものを　思はざりけり

権《ごん》中納言敦忠《あつただ》

現代訳

逢瀬《おうせ》をとげてからの苦しい恋心にくらべると、会いたいと思っていた昔の苦しみなどは、物思いなどしなかったのと同様だ。激しい恋心を詠んだ歌で、逢瀬の後の朝、帰宅した男性が女性に贈ったとも、逢瀬の後、何らかの事情で通えなくなったためとも考えられる。

◆階書体で、歌を〈えんぴつ〉でなぞりましょう

あひみての　後の心に　くらぶれば
昔はものを　思はざりけり

44番歌

あふことの 絶えてしなくば なかなかに
人をも身をも うらみざらまし

中納言朝忠《あさただ》

現代訳

逢うことがなければ、むしろあなたのつれなさも、我が身の不幸も、こんなに恨むことはなかったのに。逢ってしまったばかりに、苦しみは深まるばかりと、恋の一面を吐露している。「なかなかに」は現状より反対のほうがよいというニュアンスの言葉。

◆階書体で、歌を〈えんぴつ〉でなぞりましょう

あふことの 絶えてしなくば なかなかに
人をも身をも うらみざらまし

45番歌

あはれとも　いふべき人は　おもほえで
身のいたづらに　なりぬべきかな

謙徳公《けんとくこう》

現代訳

私を哀れだと同情してくれそうな人が、今はいるように思えず、自分の身がむなしく消えていくのだろう。「身のいたづらになる」は、報われることなく無駄に死ぬという意味。一方的に恋い焦がれ、失恋の痛手から立ち直れないでいることを詠んだ歌である。

◆階書体で、歌を〈えんぴつ〉でなぞりましょう

あはれとも　いふべき人は　おもほえで
身のいたづらに　なりぬべきかな

46番歌

由《ゆ》良《ら》の門《と》を　わたる舟人《ふなびと》　梶《かぢ》を絶え
ゆくへもしらぬ　恋のみちかな

曽《そ》禰《ね》好《のよし》忠《ただ》

現代訳

由良川の河口の流れの速い瀬戸を漕ぎ渡る船人が、梶をなくして波間に漂っているように、行く先もわからない私たちの恋のなりゆきだなあ。「由良の門」とは、京都・由良川の水門《すいもん》とされる。櫓《ろ》や櫂《かい》など水をかいて舟を進める道具を失い、激しい流れに翻弄される船頭と自分たちの状況を重ねている。

◆階書体で、歌を〈えんぴつ〉でなぞりましょう

由良の門を　わたる舟人　梶を絶え
ゆくへもしらぬ　恋のみちかな

47番歌

八《や》重《へ》むぐら しげれる宿《やど》の 寂しきに 人こそ見えね 秋は来《き》にけり

恵《え》慶《ぎょう》法師

現代訳

幾重にもつる草の生い茂った宿は荒れて寂しく、人は誰も訪ねては来ないが、秋だけは訪れるようだ。「八重むぐら」は、邸宅の荒廃を表現するのに象徴的に用いられる言葉。『古今集』以降、秋は悲哀の季節とされており、秋の訪れは寂しさを倍加させたことになる。

◆階書体で、歌を〈えんぴつ〉でなぞりましょう

八重むぐら しげれる宿の 寂しきに 人こそ見えね 秋は来にけり

48番歌

風をいたみ　岩うつ浪《なみ》の　おのれのみ
くだけてものを　思ふころかな

源重之《しげゆき》

現代訳

風がとても強いので、岩に打ちつける波ばかりが砕け散ってしまうように、私の心は砕け散り、物思いに悩むこの頃だ。岩が冷淡な女性、激しい熱情をぶつけても波のように砕け散るのが自分という関係を風景に託して巧みに描写した歌。

◆階書体で、歌を〈えんぴつ〉でなぞりましょう

風をいたみ　岩うつ浪の　おのれのみ
くだけてものを　思ふころかな

49番歌

御垣守《みかきもり》 衛士《ゑじ》の焚《た》く火の よるは燃え
ひるは消えつつ 物をこそ思へ

大中臣能宣《おおなかとみのよしのぶ》朝臣《あそん》

現代訳

宮中の門を守る衛士のかがり火が、夜は赤々と燃え、昼間は消えるように、私の恋もその繰り返しで物思いに悩んでいる。夜は恋の炎に身をこがし、昼は消えて沈み込んでしまうと、恋の不可思議さを表現した歌。

◆階書体で、歌を〈えんぴつ〉でなぞりましょう

御垣守 衛士の焚く火の よるは燃え
ひるは消えつつ 物をこそ思へ

50番歌

君がため　惜《お》しからざりし　命さへ
長くもがなと　思ひけるかな

藤原義孝《よしたか》

現代訳

あなたに会うためなら惜しいとは思わなかった私の命だが、こうして会うことができた今は、いつまでも生きていたいと思うのだ。逢瀬の翌朝に、男性から女性に贈った歌を、「後朝《きぬぎぬ》の歌」という。恋が成就した感動が、生への執着を生むという心の変化を的確にとらえている。

◆階書体で、歌を〈えんぴつ〉でなぞりましょう

君がため　惜しからざりし　命さへ
長くもがなと　思ひけるかな

百人一首ミニ講座①

和歌には独特の表現技法が用いられています。それを知ると、百人一首の理解がより深まります。基本的な主な技法について、簡単にご紹介しましょう。

❖掛詞（かけことば）

同音の二つの言葉を重ねて用いる表現技法。たとえば「待つ」と「松」、「澪標《みおつくし》」と「身を尽くす」、「行く」と「生野」など数多い。掛詞を使うことで、限られた文字数の中で素早く場面転換をすることが可能であったり、一方で景観を詠み、もう一方で心を表現するなど歌の奥行きを広げる効果がある。

❖枕詞（まくらことば）

ある言葉の前に置き、その言葉を修飾したり口調を整えるのに使う言葉。たとえば、「白妙の」は「衣」に、「あしびきの」は「山」にというように、掛ける言葉と掛けられる言葉には決まりがある。

❖序詞（じょことば）

ある語句を導き出すための前置きの言葉。枕詞と同じような働きをするが、枕詞が四音か五音からなる決まり文句であるのに対して、二句から四句にわたり、作者の独創による。前置きと主題を表す文脈のつながり方には、掛詞によるもの、比喩《ひゆ》によるもの、同音の反復によるものなどがある。代表ともいえるのが、「あしびきの　山鳥の尾のしだり尾の」が「ながながし」の序詞になり、「夜を　ひとりかも寝む」と続く3番歌である。

❖縁語（えんご）

関連のある、いくつもの言葉を歌に盛り込むこと。言葉の連想により、独特の世界が生み出される。たとえば46番歌「由良の門を　わたる舟人　梶を絶え　ゆくへもしらぬ恋のみちかな」の中では、「門」「わたる」「舟人」「梶」「ゆくへ」「みち」が縁語になる。

❖歌枕（うたまくら）

広義には、歌に詠み込まれた地名のことであるが、「難波」といえば干潟が広がり蘆《あし》が生い茂った地というように、特定の連想を促す地名のことをいう。

❖本歌取り（ほんかどり）

和歌の作成技法の一つで、有名な古歌（本歌）の一句もしくは二句を素材にして、自作に取り入れて作歌を行なう方法。

51番歌

かくとだに　えやはいぶきの　さしも草《ぐさ》
さしも知らじな　燃ゆる思ひを

藤原実方朝臣《さねかたあそん》

現代訳

これほどまで恋い慕っていることを言いたいのだが言えない。伊吹山のさしも草が燃えるように私の思いも激しく燃えているとは、あなたは知らないことでしょう。「さしも草」は灸《きゅう》に使うもぐさのこと。掛詞や見立てなどをふんだんに用いた技巧的な歌である。

◆階書体で、歌を〈えんぴつ〉でなぞりましょう

かくとだに　えやはいぶきの　さしも草
さしも知らじな　燃ゆる思ひを

52番歌

あけぬれば 暮るるものとは 知りながら なほ恨《うら》めしき 朝ぼらけかな

藤原道信朝臣《ふじわらのみちのぶあそん》

現代訳

夜が明ければ、やがてはまた日が暮れて、あなたに会えることを知ってはいても、やはりあなたと別れる夜明けは恨めしい。上の句では自然の摂理を理性的にとらえているにもかかわらず、下の句で一気に感情が露呈するのが魅力の一首。

◆階書体で、歌を〈えんぴつ〉でなぞりましょう

あけぬれば 暮るるものとは 知りながら なほ恨めしき 朝ぼらけかな

53番歌

嘆《なげ》きつつ ひとりぬる夜の 明くるまは
いかに久《ひさ》しき ものとかは知る

右大将道綱母

現代訳

嘆いて嘆いて一人寝で夜を過ごす私にとって、夜が明けるのがどれほど長く感じられるものか、ご存じなのでしょうか。『蜻蛉《かげろう》日記』の作者の歌。同日記中に、夫が別の女性のもとに通っていることを知り、訪ねて来ても戸を開けず、朝方に贈った歌という記述がある。

◆階書体で、歌を〈えんぴつ〉でなぞりましょう

嘆きつつ ひとりぬる夜の 明くるまは
いかに久しき ものとかは知る

54番歌

忘《わす》れじの 行末《ゆくすゑ》までは かたければ 今日《けふ》を限りの 命《いのち》ともがな

儀同三司母《ぎどうさんしのはは》

現代訳

いつまでも忘れまいとすることは、遠い将来まではむずかしい。いっそのこと、今日を最後に私の命が終わってほしい。恋の喜びとともに男性の心変わりに対する不安をしのばせている歌。一夫多妻制と通い婚の時代にあって、女性には共通する思いであったろう。

◆階書体で、歌を〈えんぴつ〉でなぞりましょう

忘れじの 行末までは かたければ 今日を限りの 命ともがな

55番歌

滝《たき》の音は　たえて久しく　なりぬれど
名こそ流れて　なほ聞《きこ》えけれ

大納言公任《きんとう》

現代訳

水の流れが絶えて滝音が聞こえなくなってから、もう長い月日が過ぎてしまったが、その名は今も伝えられ、やはり聞こえてくることだ。大覚寺は嵯峨天皇が造った離宮であったが、その当時には広大な庭園に滝が造られていた。昔をしのんだ流麗な歌である。

◆階書体で、歌を〈えんぴつ〉でなぞりましょう

滝の音は　たえて久しく　なりぬれど
名こそ流れて　なほ聞えけれ

56番歌

あらざらむ この世のほかの 思ひ出に いまひとたびの あふこともがな

和泉《いずみ》式部

現代訳

私はもうすぐ死んでしまうでしょうが、あの世への思い出になるように、せめてもう一度あなたにお会いしたい。死を覚悟したときに男性へ贈った歌。技巧的ではないが、死への緊迫感があり、会いたいという思いが切実に感じられる一首。

◆階書体で、歌を〈えんぴつ〉でなぞりましょう

あらざらむ この世のほかの 思ひ出に

いまひとたびの あふこともがな

57番歌

めぐりあひて 見しやそれとも わかぬまに 雲がくれにし 夜半《よは》の月かな

紫式部

現代訳

久しぶりにめぐり会ったのに、あなたかどうかも見分けられない間に帰ってしまうなど、まるで雲に隠れてしまった夜中の月のようではないか。地方に赴任することが多い中流階層の娘同士、幼馴染《おさななじみ》の女友達とのつかぬ間の再会を、流れる雲の情景に託して詠んだ歌。

◆階書体で、歌を〈えんぴつ〉でなぞりましょう

めぐりあひて 見しやそれとも わかぬまに
雲がくれにし 夜半の月かな

58番歌

ありま山 ゐなの笹原 風ふけば
いでそよ人を 忘れやはする

大弐三位《だいにのさんみ》

現代訳

有馬山の麓にある猪名《いな》の笹原に風が吹くと、笹の葉がそよそよと鳴る。そうです、その音のように、どうしてあなたを忘れたりするものか。「あなたの心変わりが気がかり」という男性の歌への反発の返歌であり、「そよ」の序詞である上三句からの転換が鮮やか。

◆階書体で、歌を〈えんぴつ〉でなぞりましょう

ありま山 ゐなの笹原 風ふけば
いでそよ人を 忘れやはする

59番歌

やすらはで 寝なましものを さ夜《よ》ふけて かたぶくまでの 月を見しかな

赤染衛門《あかぞめえもん》

現代訳

ためらわずに寝てしまえばよかったものを、夜も更けて、とうとう月が西に傾くまで眺めてしまった。「あなたの約束を信じて待っていたのに、来ないまま明け方になってしまった」という恨みの気持ちを詠んだ歌。作者の姉妹の一人に代わって詠んだとされている。

◆階書体で、歌を〈えんぴつ〉でなぞりましょう

やすらはで 寝なましものを さ夜ふけて

かたぶくまでの 月を見しかな

60番歌

大江山 いく野の道の 遠ければ まだふみも見ず 天《あま》の橋立《はしだて》

小式部内侍《こしきぶのないし》

現代訳

丹後の国へは大江《おおえ》山を越え、生野《いくの》を通る遠い道なので、まだ天の橋立へは行ったことがなく、そこに住む母の手紙も見ていない。和泉式部の娘である作者が、母親が歌の代筆をしているのではとからかわれ即興で詠んだ歌。地名の多用や掛詞などを駆使して歌才を証明。

◆階書体で、歌を〈えんぴつ〉でなぞりましょう

大江山 いく野の道の 遠ければ まだふみも見ず 天の橋立

61番歌

いにしへの 奈良の都《みやこ》の 八《や》重《へ》桜《ざくら》
けふ九重《ここのへ》に にほひぬるかな

伊勢大輔《たいふ》

現代訳

昔、奈良の都で咲き誇っていた八重桜が、今日はこの宮中で、いっそう美しく咲き誇っているではないか。奈良から宮中に献上される八重桜を受け取る大役を任された際に詠んだ歌。その役は紫式部から譲られたもの。「にほふ」は本来、視覚的な美しさについていう。

◆階書体で、歌を〈えんぴつ〉でなぞりましょう

いにしへの 奈良の都の 八重桜
けふ九重に にほひぬるかな

62番歌

夜《よ》をこめて　鳥の空音《そらね》は　はかるとも　よに逢坂《あふさか》の　関《せき》はゆるさじ

清少納言

現代訳

夜の明けないうちに、鶏の鳴き声を真似て夜明けだとだまそうとしても、逢坂の関は決して許さないでしょう。鶏の鳴き声でだましたというのは、中国における函谷関《かんこくかん》の故事によるもので、「逢坂」は「会う」に掛かる。機知に富み、教養の深さをも示す歌である。

◆階書体で、歌を〈えんぴつ〉でなぞりましょう

夜をこめて　鳥の空音は　はかるとも　よに逢坂の　関はゆるさじ

63番歌

今はただ 思ひ絶えなむ とばかりを 人づてならで 言ふよしもがな

左《さ》京大夫《きょうのだいぶ》道雅《みちまさ》

現代訳

今はもう、きっぱりと思い切ってしまおうと決めたが、そのことだけを、人づてでなく、直接伝える方法があればいいのだが。三条院の皇女、当子《とうし》内親王との禁じられた恋の切迫した心情を詠んだ歌。その恋のいきさつは『栄花《えいが》物語』に詳しい。

◆階書体で、歌を〈えんぴつ〉でなぞりましょう

今はただ 思ひ絶えなむ とばかりを
人づてならで 言ふよしもがな

64番歌

朝ぼらけ 宇治《うぢ》の川霧《かはぎり》 たえだえに
あらはれわたる 瀬々《せぜ》の網代木《あじろぎ》

権《ごん》中納言定頼

現代訳

夜が明ける頃、宇治川に立ちこめた川霧が切れ切れに晴れてきて、次第に姿を現す、瀬ごとに立っている網代木よ。「網代」は、漁のために川瀬に杭を打ち竹などで編んだ簀《す》をかけたもの。その杭が、霧が晴れるとともに姿を見せる幻想的な風景を描写している。

◆楷書体で、歌を〈えんぴつ〉でなぞりましょう

朝ぼらけ 宇治の川霧 たえだえに
あらはれわたる 瀬々の網代木

65番歌

恨《うら》みわび ほさぬ袖《そで》だに あるものを 恋にくちなむ 名こそ惜《を》しけれ

相模《さがみ》

現代訳

恨む気力もないほど恨み続け、流す涙でかわく間もなく、そんな涙で朽ちてしまいそうな袖でさえ惜しいのに、恋の噂のために私の名声が落ちてしまうのは何とも口惜《くちお》しい。濡れた袖がぼろぼろになっても残っているのに、名声は朽ちてしまうのが口惜しいという解釈もある。

◆階書体で、歌を〈えんぴつ〉でなぞりましょう

恨みわび ほさぬ袖だに あるものを 恋にくちなむ 名こそ惜しけれ

66番歌

もろともに あはれと思へ 山ざくら 花よりほかに 知る人もなし

前大僧正行尊《さきのだいそうじょうぎょうそん》

現代訳

山桜よ、私がおまえを愛《いと》おしいと思うように、おまえも私を愛しいと思ってほしい。おまえの他に、私を知る人は誰もいないのだから。山中で修業中の作者が、山奥でひっそりと咲く山桜に自分の姿を重ね、孤独の中で共感し合う気持ちを詠んだ歌。

◆階書体で、歌を〈えんぴつ〉でなぞりましょう

もろともに あはれと思へ 山ざくら

花よりほかに 知る人もなし

67番歌

春の夜の　夢《ゆめ》ばかりなる　手枕《たまくら》に　かひなく立たむ　名こそ惜《を》しけれ

周防内侍《すおうのないし》

現代訳

春の夜のはかない夢のように、あなたの腕を枕にしたりして、それでつまらない噂が立つことにでもなれば、残念なことだ。二条院で夜通し話などをしていた折、横になった作者に腕を差し入れそうになった藤原忠家をいさめた即興の歌。「腕《かひな》」と「かひなく」が掛詞。

◆階書体で、歌を〈えんぴつ〉でなぞりましょう

春の夜の　夢ばかりなる　手枕に　かひなく立たむ　名こそ惜しけれ

68番歌

心にも　あらでうき世に　ながらへば　恋しかるべき　夜半《よは》の月かな

三条院

現代訳

心ならずも、このつらい浮世を生きながらえたなら、今宵の月をさぞかし恋しく思い出すことだろう。作者は眼病を患い、政治的にも厳しい状況下で帝位を去ろうとしていた。人生の絶望感にあって詠んだ歌である。譲位の翌年に崩御《ほうぎょ》している。

◆階書体で、歌を〈えんぴつ〉でなぞりましょう

心にも　あらでうき世に　ながらへば
恋しかるべき　夜半の月かな

69番歌

嵐《あらし》ふく 三室《みむろ》の山の もみぢばは 龍田《たつた》の川の 錦《にしき》なりけり

能因法師《のういんほうし》

現代訳

嵐が吹き散らした三室の山の紅葉《もみじ》の葉が、龍田川一面に散り、まるで錦の織物のように美しい。紅葉を題にした歌合で詠まれた歌。上の句に「三室の山」、下の句に「龍田の川」を置き、山と川を対比した構図、散る紅葉の葉が錦としてよみがえるという展開が印象的。

◆階書体で、歌を〈えんぴつ〉でなぞりましょう

嵐ふく 三室の山の もみぢばは 龍田の川の 錦なりけり

70番歌

良暹《りょうぜん》法師

さびしさに 宿を立ち出《い》でて ながむれば いづくもおなじ 秋のゆふぐれ

現代訳

寂しくて家を出てあたりを眺めてはみたが、この秋の夕暮れの寂しさはどこも同じであるものだ。作者が京都の大原にこもっていたときの歌とも言われている。逃れられない寂しさに立ち尽くす作者の姿が目に浮かぶような一首。

◆階書体で、歌を〈えんぴつ〉でなぞりましょう

さびしさに 宿を立ち出でて ながむれば
いづくもおなじ 秋のゆふぐれ

71番歌

夕されば　門田《かどた》の稲葉　おとづれて
蘆《あし》のまろやに　秋風ぞ吹く

大納言経信《つねのぶ》

現代訳

夕方になると、家の前にある田の稲葉に音をたてさせ、蘆葺《あしぶ》きのそまつな小屋に秋風が吹く。夕暮れの風のすがすがしさが、葉擦れのかすかな音、蘆の隙間を通るさわやかな感触で表現されている。田園風景へのあこがれが高まっていた時代に詠まれた歌。

◆階書体で、歌を〈えんぴつ〉でなぞりましょう

夕されば　門田の稲葉　おとづれて
蘆のまろやに　秋風ぞ吹く

72番歌

音にきく 高師《たかし》の浜の あだ浪《なみ》は かけじや袖《そで》の ぬれもこそすれ

祐子内親王家紀伊《ゆうしないしんのうけのきい》

現代訳

評判の高い高師の浜のいたずらに立つ波で、袖を濡らさないようにしましょう。その真意は、移り気だと噂の高いあなたに思いをかけて、私の袖を涙で濡らすことは決してしない。恋歌を贈られた女房が、拒絶で返すという趣向の歌合で詠まれた歌である。

◆楷書体で、歌を〈えんぴつ〉でなぞりましょう

音にきく 高師の浜の あだ浪は

かけじや袖の ぬれもこそすれ

73番歌

高砂《たかさご》の 尾上《をのへ》の桜 さきにけり
外山《とやま》の霞《かすみ》 立たずもあらなむ

前権《さきのごん》中納言匡房《まさふさ》

現代訳

遠くの高い山の峰にも桜の花が咲いたようだ。その桜を見ていたいので、手前の山の霞よ、どうか立たないようにしてくれないか。この歌での「高砂」は、「山」のこと。「外山」は、「深山《みやま》」「奥山」に対して手前にある山のこと。遠近法を用いて明るい雰囲気を出している。

◆階書体で、歌を〈えんぴつ〉でなぞりましょう

高砂の 尾上の桜 さきにけり
外山の霞 立たずもあらなむ

74番歌

憂《う》かりける 人をはつせの 山おろしよ はげしかれとは 祈らぬものを

源俊頼朝臣《みなもとのとしよりあそん》

現代訳

冷たかった人が変わるようにと初瀬の観音様に祈ったが、初瀬の山おろしよ、あの人の冷たさがこのように激しくなれとは祈らなかったではないか。「初瀬」とは奈良県の長谷寺のこと。「果《は》つ」との掛詞とみて、思いを終わりにと祈ったのに募ってしまったという解釈もある。

◆階書体で、歌を〈えんぴつ〉でなぞりましょう

憂かりける 人をはつせの 山おろしよ はげしかれとは 祈らぬものを

契《ちぎ》りおきし させもが露《つゆ》を 命《いのち》にて あはれ今年の 秋もいぬめり

藤原基俊《もととし》

現代訳

約束してくださった、させも草（よもぎ）についた恵みの露のような言葉を、命のように頼みにしていたが、それもむなしく今年の秋も過ぎてしまうようだ。息子を仏典の講義をする僧にと懇願した折、「頼みにしておれ」と歌で返してくれたのに、実現しないという恨みの歌。

◆階書体で、歌を〈えんぴつ〉でなぞりましょう

契りおきし させもが露を 命にて

あはれ今年の 秋もいぬめり

76番歌

法性寺《ほっしょうじ》入道前関白太政大臣《さきの》

わたの原　こぎいでて見れば　久方《ひさかた》の
雲ゐにまがふ　沖つ白波《しらなみ》

現代訳

大海原に船を漕ぎ出してみると、遠くのほうでは雲と見分けがつかないような白波が立っているのが見える。「わた」は海の意。「雲ゐ」は雲の居る天空の意だが、ここでは雲そのものを指している。海と空の雄大な構図の中に、雲と波の白さが際立つ晴れやかな歌。

◆階書体で、歌を〈えんぴつ〉でなぞりましょう

わたの原　こぎいでて見れば　久方の
雲ゐにまがふ　沖つ白波

77番歌

瀬を早み 岩にせかるる 滝川《たきかは》の われても末《すゑ》に あはむとぞ思ふ

崇徳院《すとくいん》

現代訳

川の流れが早く、岩にせき止められた急流が時には二つに分かれても、また一つになるように、私たちもきっと会えると思う。上の句の急流の描写が、そのまま恋の情熱を彷彿《ほうふつ》とさせ、どんな障害も乗り越えると力強く歌い上げている。

◆階書体で、歌を〈えんぴつ〉でなぞりましょう

瀬を早み 岩にせかるる 滝川の

われても末に あはむとぞ思ふ

78番歌

淡路島 かよふ千鳥《ちどり》の なく声に 幾夜《いくよ》ねざめぬ 須磨《すま》の関守《せきもり》

源兼昌《かねまさ》

現代訳

淡路島から通ってくる千鳥の鳴き声に、幾晩目を覚ましたことであろうか、須磨の関守は。千鳥は妻や友を慕って鳴くとされ、冬の浜辺の物寂しい景色としてよく詠まれている。作者の生きた時代に須磨の関はもうなかったが、かつての関守の心情に思いを馳せた歌。

◆階書体で、歌を〈えんぴつ〉でなぞりましょう

淡路島 かよふ千鳥の なく声に

幾夜ねざめぬ 須磨の関守

79番歌

秋風に たなびく雲の 絶《た》え間《え》より もれ出《い》づる月の 影のさやけさ

左京大夫《さきょうのだいぶ》顕輔《あきすけ》

現代訳

秋風に吹かれてたなびいている雲の切れ間から、漏れ出てくる月の光は、なんとくっきりと澄みきっていることであろう。万葉の時代には、たなびく雲が月を隠さないでほしいという歌が多いが、平安時代になると、雲の切れ間からさす月光に美を見出だすようになる。

◆階書体で、歌を〈えんぴつ〉でなぞりましょう

秋風に たなびく雲の 絶え間より もれ出づる月の 影のさやけさ

80番歌

長からむ 心も知らず 黒髪の 乱《みだ》れてけさは ものをこそ思へ

待賢門院堀河《たいけんもんいんほりかわ》

現代訳

あなたの心が末永く変わらないかどうかがわからず、黒髪が乱れているように、私の心も乱れて、今朝は物思いにふけるばかりだ。夜を共に過ごした翌朝の情景を乱れた黒髪で表現し、心の乱れにつなげている。崇徳院《すとくいん》の主催した『久安《きゅうあん》六年御百首』で詠まれた一首である。

◆階書体で、歌を〈えんぴつ〉でなぞりましょう

長からむ 心も知らず 黒髪の

乱れてけさは ものをこそ思へ

81番歌

ほととぎす 鳴きつる方《かた》を ながむれば ただ有明《ありあけ》の 月ぞ残れる

後徳大寺左大臣《ごとくだいじ》

現代訳

ほととぎすの鳴き声が聞こえたので、そのほうを眺めると、空には有明の月が残っているばかりであった。王朝時代、夏の到来を告げるほととぎすの初音《はつね》を聞くために夜を明かしたという。やっと声を聞けた瞬間をとらえた歌で、下二句には喪失感が醸《かも》す余韻がある。

◆階書体で、歌を〈えんぴつ〉でなぞりましょう

ほととぎす 鳴きつる方を ながむれば ただ有明の 月ぞ残れる

82番歌

思ひわび さても命は あるものを 憂《う》きに堪《た》へぬは 涙なりけり

道因法師《どういんほうし》

現代訳

つれない人のことを思い、もう思う気力もないほど悩み苦しんでいても、命だけはたとえて生きながらえているのに、辛さにたえかねるのはこぼれてやまない涙だったのだ。命と涙を対比させて、自分ではコントロールできない恋心を詠んでいる。「さても」は「そうであっても」という意。

◆階書体で、歌を〈えんぴつ〉でなぞりましょう

思ひわび さても命は あるものを
憂きに堪へぬは 涙なりけり

83番歌

世の中よ 道こそなけれ 思ひ入る 山の奥にも 鹿《しか》ぞ鳴くなる

皇太后宮大夫《こうたいごうぐうのだいぶ》俊成《しゅんぜい》

現代訳

世の中というものは逃れる道がないものだ。思い詰めて逃れてきた、この山奥でも鹿が鳴いているではないか。「道」とは、世の中のつらさから逃れて出家の道に入ること。鹿の鳴き声は悲しげであるという前提があり、つらさから逃れられないと言っている。

◆楷書体で、歌を〈えんぴつ〉でなぞりましょう

世の中よ 道こそなけれ 思ひ入る
山の奥にも 鹿ぞ鳴くなる

84番歌

ながらへば またこの頃《ごろ》や しのばれむ 憂《う》しと見し世ぞ 今は恋しき

藤原清輔朝臣《ふじわらのきよすけあそん》

現代訳

この先、生きながらえるならば、今のつらいことなども懐かしく思い出されるのだろうか。昔はつらいと思っていたことが、今では恋しいのだから。人生を述懐し諦観《ていかん》することで心の静けさを得ようというような歌であるが、詠んだ年齢は三十歳前後だと言われている。

◆階書体で、歌を〈えんぴつ〉でなぞりましょう

ながらへば またこの頃や しのばれむ 憂しと見し世ぞ 今は恋しき

85番歌

夜もすがら 物思ふころは 明けやらで 閨《ねや》のひまさへ つれなかりけり

俊恵《しゅんえ》法師

現代訳

一晩中恋しい人を思って悩んでいるこの頃、なかなか夜は明けず、寝室の隙間さえもつれなく感じられる。夜が早く明けてほしいと思い、寝室の隙間に目をやっても一筋の光もさしてこず、まだ夜であることを告げている。希望が見出だせない恋を女性の立場で詠んだ。

◆階書体で、歌を〈えんぴつ〉でなぞりましょう

夜もすがら 物思ふころは 明けやらで 閨のひまさへ つれなかりけり

86番歌

なげけとて　月やは物を　思はする
かこち顔なる　わが涙かな

西行《さいぎょう》法師

現代訳

嘆き悲しめと月は私に物思いをさせるのか。いや、そうではない。本当は恋の悩みのためなのに、月のせいであるかのように流れる私の涙ではないか。「かこち顔」は恨めしそうな顔つき、「かこつ」は他のもののせいにするという意味。月と恋は作者の主要テーマ。

◆階書体で、歌を〈えんぴつ〉でなぞりましょう

なげけとて　月やは物を　思はする
かこち顔なる　わが涙かな

87番歌

村雨《むらさめ》の　露《つゆ》もまだひぬ　真木《まき》の葉に　霧立《きりた》ちのぼる　秋の夕暮《ゆふぐれ》

寂蓮《じゃくれん》法師

現代訳

にわか雨が残した露もまだ乾ききらないのに、槇《まき》の葉にはもう霧が立ちのぼっていく秋の夕暮れである。自然の変化を動的にとらえながら、山奥の静寂さを感じさせ、秋の夕暮れの物寂しさを表現した。秋の美を、紅葉ではなく、常緑樹で詠んだところが秀逸《しゅういつ》である。

◆階書体で、歌を〈えんぴつ〉でなぞりましょう

村雨の　露もまだひぬ　真木の葉に
霧立ちのぼる　秋の夕暮

88番歌

難波江《なにはえ》の 蘆《あし》のかりねの ひとよゆゑ みをつくしてや 恋ひわたるべき

皇嘉門院別当《こうかもんいんのべっとう》

現代訳

難波の入り江に生えている、蘆を刈った根のひと節ほどの短いひと夜だったが、この先この身を尽くして、あなたを恋慕わなければならないのか。当時、難波の入り江辺りには遊女が多く、その立場に立って、運命的な出会いと一夜限りの恋のはかなさを詠んだ歌。

◆階書体で、歌を〈えんぴつ〉でなぞりましょう

難波江の 蘆のかりねの ひとよゆゑ

みをつくしてや 恋ひわたるべき

89番歌

玉《たま》の緒《を》よ 絶えなば絶えね ながらへば 忍《しの》ぶることの 弱りもぞする

式子内親王《しょくしないしんのう》

現代訳

私の命よ、絶えることなら絶えてほしい。生きながらえていると、耐え忍んでいる心も弱くなってしまうから。「玉の緒」は、玉を貫くひものことだが、ここでは魂を体につないでおくひもの意で命そのものを指す。当時は人知れず悩む恋が最も美しいとされた。

◆階書体で、歌を〈えんぴつ〉でなぞりましょう

玉の緒よ 絶えなば絶えね ながらへば

忍ぶることの 弱りもぞする

90番歌

見せばやな 雄島《をしま》のあまの 袖《そで》だにも ぬれにぞぬれし 色はかはらず

殷富門院大輔《いんぷもんいんのたいふ》

現代訳

私の袖をお見せしたい。あの雄島の漁師の袖でさえ、毎日波しぶきに濡れていても、少しも変わらないものなのに、私の袖は恋のつらさの血の涙で色が変わっていると言外に込めている。血の涙は漢詩の「紅《こう》涙《るい》」からの連想。「雄島」は現在の宮城県松島湾の島の一つ。

◆階書体で、歌を〈えんぴつ〉でなぞりましょう

見せばやな 雄島のあまの 袖だにも

ぬれにぞぬれし 色はかはらず

91番歌

きりぎりす 鳴くや霜夜《しもよ》の さむしろに 衣片敷《ころもかたし》き ひとりかも寝む

後京極摂政前太政大臣《ごきょうごくせっしょうさきのだいじょうだいじん》

現代訳

こおろぎが鳴いている霜の降る寒い夜に、むしろの上に衣の片袖を敷いて、ひとり寂しく寝るのだろうか。『古今集』にある「さむしろに衣かたしき今宵もや　我を待つらむ　宇治の橋姫」などに着想を得た本歌取りの歌。「きりぎりす」はこおろぎのことで秋の代表格。

◆階書体で、歌を〈えんぴつ〉でなぞりましょう

きりぎりす 鳴くや霜夜の さむしろに 衣片敷き ひとりかも寝む

92番歌

わが袖《そで》は　潮干《しほひ》に見えぬ　沖《おき》の石の
人こそ知らね　かわくまもなし

二条院讃岐《さぬき》

現代訳

私の袖は、潮が引いたときも水面に見えない沖にある石のように、人は知らないでしょうが、乾くひまさえない。それほどまでに涙を流しているると訴える歌。和泉式部が「水の下なる石」と詠んだものを「潮干に見えぬ沖の石」とした本歌取りの歌。

◆階書体で、歌を〈えんぴつ〉でなぞりましょう

わが袖は　潮干に見えぬ　沖の石の
人こそ知らね　かわくまもなし

93番歌

世のなかは 常にもがもな 渚《なぎさ》こぐ あまの小舟《をぶね》の 綱手《つなで》かなしも

鎌倉右大臣

現代訳

この世の中はいつまでも変わらないでいてほしいものだ。波打ち際を漕《こ》いでいく漁師が、小船を引き綱で引いている風情はしみじみと心にしみる。世の無常を知るからこそ、日常を不変にと願う心情を率直に詠み上げた歌。作者は鎌倉幕府三代将軍の源実朝《さねとも》。

◆階書体で、歌を〈えんぴつ〉でなぞりましょう

世のなかは 常にもがもな 渚こぐ あまの小舟の 綱手かなしも

94番歌

み吉野の 山の秋風 さ夜《よ》ふけて ふるさと寒く 衣《ころも》うつなり

参議雅経《まさつね》

現代訳

吉野の山の秋風が夜も更けて吹き荒れ、都があったこの里の冷え込みの中で、衣を打つ砧《きぬた》の音が聞こえてくる。衣のつやを出すために衣を打つ砧の響きは、漢詩から取り込まれたものだが、風音にきれぎれに聞こえる砧の音が寂寥感を募らせている。

◆階書体で、歌を〈えんぴつ〉でなぞりましょう

み吉野の 山の秋風 さ夜ふけて
ふるさと寒く 衣うつなり

95番歌

おほけなく うき世の民に おほふかな
わが立つ杣《そま》に 墨染《すみぞめ》の袖

前大《さきの》僧正慈円

現代訳

身のほど知らずではあるが、世の中の人々の上に、比叡山に出家した私の墨染の袖をおおいかけよう。「杣」は比叡山のこと。「墨染」は僧衣のことで、「住み初め」との掛詞。仏教の力により万民を救おうとする決意を詠んだ歌。「おほけなく」は謙遜の表現。

◆階書体で、歌を〈えんぴつ〉でなぞりましょう

おほけなく うき世の民に おほふかな
わが立つ杣に 墨染の袖

96番歌

花さそふ　あらしの庭の　雪ならで　ふりゆくものは　わが身なりけり

入道前太政大臣《さきのだいじょうだいじん》

現代訳

桜の花を誘って散らす嵐が吹く庭は雪が降ったようだが、地に降っているのは、実は歳をとっていく我が身なのだ。「降り」は、老いることを意味する「古《ふ》り」との掛詞。華やかさから、わびしさへの変化があざやか。作者は承久《じょうきゅう》の乱で鎌倉幕府に内通した人物。

◆階書体で、歌を〈えんぴつ〉でなぞりましょう

花さそふ　あらしの庭の　雪ならで
ふりゆくものは　わが身なりけり

97番歌

こぬ人を まつほの浦《うら》の 夕なぎに 焼くや藻塩《もしほ》の 身もこがれつつ

権《ごん》中納言定家《ていか》

現代訳

待っても来ない人を待ち続けているのは、松帆の浦の夕なぎの頃に焼かれる藻塩同様、我が身もじりじりと焼けるように恋こがれている。「松帆の浦」は淡路島の最北端で、ここでは海藻を焼いて水に溶かし、煮詰めて塩を作っていた。

◆階書体で、歌を〈えんぴつ〉でなぞりましょう

こぬ人を まつほの浦の 夕なぎに 焼くや藻塩の 身もこがれつつ

98番歌

風そよぐ 奈良《なら》の小川の 夕暮《ゆふぐ》れは みそぎぞ夏の しるしなりける

従二位家隆《いえたか》

現代訳

風が楢《なら》の葉にそよぐ奈良の小川の夕暮れは涼しくて秋のようだが、禊《みそぎ》を見ると夏だとわかる。「奈良の小川」は京都の上賀茂神社を流れる御手洗《みたらし》川のことで、河原で禊が行なわれるが、この歌で詠まれているのは、陰暦六月三十日に行なわれる夏越《なごし》の祓《はらえ》のこと。

◆階書体で、歌を〈えんぴつ〉でなぞりましょう

風そよぐ 奈良の小川の 夕暮れは みそぎぞ夏の しるしなりける

99番歌

人もをし　人もうらめし　味気《あぢき》なく　世を思ふゆゑに　もの思ふ身は

後鳥羽院

現代訳

人がいとおしくも、また恨めしくも思われる。この世はつまらなく思うようにならないと思い悩む私には。初句と二句目の「人」は、別人、同一人物の二通りの解釈がある。承久の乱より九年前、鎌倉幕府と対立しながら院政を行なっていた頃の作者の歌。

◆階書体で、歌を〈えんぴつ〉でなぞりましょう

人もをし　人もうらめし　味気なく
世を思ふゆゑに　もの思ふ身は

100番歌

ももしきや　古き軒端《のきば》の　しのぶにも
なほあまりある　昔なりけり

順徳院

現代訳

宮中の古びた軒端に生える忍ぶ草を見るにつけ、昔をしのぶが、しのびきれないほどの昔の栄華であることよ。作者が二十歳、承久の乱より五年前の作。すでに実権は鎌倉幕府に移り、過去の繁栄を想像できないほどに衰退した宮中の様子や権威を嘆いた歌。

◆階書体で、歌を〈えんぴつ〉でなぞりましょう

ももしきや　古き軒端の　しのぶにも
なほあまりある　昔なりけり

百人一首ミニ講座②

『小倉百人一首』に登場する歌人たちの多くは、十世紀初めの『古今集』から十三世紀初めの『新古今集』にかけて活躍しており、「**歌合**《うたあわせ》」という場で実力を競い合っていました。

「歌合」とは、左右に分かれた歌人が、お題に合わせて詠んだ和歌を両陣営から一首ずつを出して、その優劣を競う場です。平安時代の初期から貴族の間の遊戯として流行し、だんだんと歌人の実力を争う場となっていきました。

審判役は**判者**《はんざ》、判定の詞《ことば》を**判詞**《はんし》といいました。和歌を詠むのは**方人**《かたうど》。その和歌を読み上げるのが、**講師**《こうじ》です。そのほか**念人**《おもいびと》といって、自分の陣営の歌をほめたり、弁護する役割もありました。「歌合」は、単に和歌が詠まれるだけでなく、念人にとってはいかに和歌を深く読み解き、その和歌の良さを人に伝えられるかの能力が問われる場でもあり、判者にとっても、確固たる文学論や歌論に裏打ちされた判詞を展開しなければならない場でもあったのです。

第二部

もう一度、行書体で「百人一首」をえんぴつでなぞりましょう

★「行書」は、筆づかいを重視してスピーディーに、しかも読みやすく書くために、点画の形を変化させたり、省略したりしています。流れるようにスラスラと記すことができ、親しみを込めた手紙などが贈れます。

★ここでは、本書をコピーして、それになぞり書きすることをお勧めします。なぞり書きしたら、声に出して読みましょう。脳の若返りに役立ちます。

【1番歌】……天智天皇

秋の田の　かりほの庵の　とまを荒み
わが衣手は　露にぬれつつ

【2番歌】……持統天皇

春すぎて　夏来にけらし　白妙の
衣ほすてふ　天の香具山

【3番歌】……柿本人麿

あしびきの　山鳥の尾の　しだり尾の
ながながし夜を　ひとりかも寝む

【4番歌】……山部赤人

田子の浦に　うち出でて見れば　白妙の
富士の高嶺に　雪は降りつつ

【5番歌】

奥山に 紅葉ふみわけ 鳴く鹿の
声きくときぞ 秋は悲しき

猿丸大夫

【6番歌】

かささぎの 渡せる橋に 置く霜の
白きを見れば 夜ぞふけにける

中納言家持

【7番歌】

あまの原 ふりさけ見れば 春日なる
三笠の山に いでし月かも

阿倍仲麿

【8番歌】

わが庵は 都のたつみ しかぞすむ
世をうぢ山と 人はいふなり

喜撰法師

【9番歌】
花の色は うつりにけりな いたづらに
わが身世にふる ながめせしまに
小野小町

【10番歌】
これやこの 行くもかへるも 別れては
しるもしらぬも あふ坂の関
蟬丸

【11番歌】
わたのはら 八十島かけて こぎいでぬと
人には告げよ あまのつりぶね
参議篁

【12番歌】
あまつ風 雲のかよひ路 ふきとぢよ
乙女のすがた しばしとどめむ
僧正遍昭

【13番歌】陽成院

つくばねの　峰より落つる　みなの川
こひぞつもりて　淵となりぬる

【14番歌】河原左大臣

陸奥の　しのぶもぢずり　たれゆゑに
乱れそめにし　我ならなくに

【15番歌】光孝天皇

君がため　春の野に出でて　若菜つむ
わが衣手に　雪は降りつつ

【16番歌】中納言行平

立ちわかれ　いなばの山の　峰におふる
松とし聞かば　いま帰り来む

【17番歌】
ちはやぶる 神代もきかず 龍田川
からくれなゐに 水くくるとは
在原業平朝臣

【18番歌】
住の江の 岸による波 よるさへや
夢の通ひ路 人目よくらむ
藤原敏行朝臣

【19番歌】
難波潟 みじかき蘆の ふしのまも
逢はでこの世を すぐしてよとや
伊勢

【20番歌】
わびぬれば 今はたおなじ 難波なる
身をつくしても 逢はむとぞ思ふ
元良親王

【21番歌】素性法師

いま来むと 言ひしばかりに 長月の
有明の月を 待ちいでつるかな

【22番歌】文屋康秀

吹くからに 秋の草木の しをるれば
むべ山風を あらしといふらむ

【23番歌】大江千里

月みれば ちぢに物こそ 悲しけれ
わが身ひとつの 秋にはあらねど

【24番歌】菅家

このたびは 幣もとりあへず 手向山
紅葉の錦 神のまにまに

【25番歌】三条右大臣

名にしおはば　あふ坂山の　さねかづら
人にしられで　くるよしもがな

【26番歌】貞信公

をぐら山　峰のもみぢ葉　心あらば
いまひとたびの　みゆき待たなむ

【27番歌】中納言兼輔

みかの原　わきて流るる　いづみ川
いつみきとてか　恋しかるらむ

【28番歌】源宗于朝臣

山里は　冬ぞさびしさ　まさりける
人めも草も　かれぬと思へば

【29番歌】凡河内躬恒

心あてに 折らばや折らむ 初霜の
おきまどはせる 白菊の花

【30番歌】壬生忠岑

有明の つれなく見えし 別より
暁ばかり うきものはなし

【31番歌】坂上是則

朝ぼらけ 有明の月と みるまでに
吉野の里に ふれる白雪

【32番歌】春道列樹

山川に 風のかけたる しがらみは
流れもあへぬ 紅葉なりけり

【33番歌】
久かたの　光のどけき　春の日に
しづ心なく　花のちるらむ
紀友則

【34番歌】
たれをかも　しる人にせむ　高砂の
松も昔の　友ならなくに
藤原興風

【35番歌】
人はいさ　心もしらず　ふるさとは
花ぞ昔の　香ににほひける
紀貫之

【36番歌】
夏の夜は　まだ宵ながら　明けぬるを
雲のいづこに　月やどるらむ
清原深養父

【37番歌】文屋朝康

しらつゆに　風のふきしく　秋の野は
つらぬきとめぬ　玉ぞちりける

【38番歌】右近

わすらるる　身をば思はず　誓ひてし
人のいのちの　惜しくもあるかな

【39番歌】参議等

浅茅生の　小野のしのはら　しのぶれど
あまりてなどか　人のこひしき

【40番歌】平兼盛

忍ぶれど　色にいでにけり　わが恋は
ものや思ふと　人の問ふまで

【41番歌】

恋すてふ　わが名はまだき　立ちにけり
ひと知れずこそ　思ひそめしか

壬生忠見

【42番歌】

契りきな　互みに袖を　しぼりつつ
末の松山　浪越さじとは

清原元輔

【43番歌】

あひみての　後の心に　くらぶれば
昔はものを　思はざりけり

権中納言敦忠

【44番歌】

あふことの　絶えてしなくば　なかなかに
人をも身をも　うらみざらまし

中納言朝忠

【45番歌】

あはれとも　いふべき人は　おもほえて
身のいたづらに　なりぬべきかな

謙徳公

【46番歌】

由良の門を　わたる舟人　梶を絶え
ゆくへもしらぬ　恋のみちかな

曽禰好忠

【47番歌】

八重むぐら　しげれる宿の　寂しきに
人こそ見えね　秋は来にけり

恵慶法師

【48番歌】

風をいたみ　岩うつ浪の　おのれのみ
くだけてものを　思ふころかな

源重之

【49番歌】

御垣守 衛士の焚く火の よるは燃え
ひるは消えつつ 物をこそ思へ

大中臣能宣朝臣

【50番歌】

君がため 惜しからざりし 命さへ
長くもがなと 思ひけるかな

藤原義孝

【51番歌】

かくとだに えやはいぶきの さしも草
さしも知らじな 燃ゆる思ひを

藤原実方朝臣

【52番歌】

あけぬれば 暮るるものとは 知りながら
なほ恨めしき 朝ぼらけかな

藤原道信朝臣

【53番歌】

嘆きつつ　ひとりぬる夜の　明くるまは
いかに久しき　ものとかは知る

右大将道綱母

【54番歌】

忘れじの　行末までは　かたければ
今日を限りの　命ともがな

儀同三司母

【55番歌】

滝の音は　たえて久しく　なりぬれど
名こそ流れて　なほ聞えけれ

大納言公任

【56番歌】

あらざらむ　この世のほかの　思ひ出に
いまひとたびの　あふこともがな

和泉式部

【57番歌】……紫式部

めぐりあひて 見しやそれとも わかぬまに
雲がくれにし 夜半の月かな

【58番歌】……大弐三位

ありま山 ゐなの笹原 風ふけば
いでそよ人を 忘れやはする

【59番歌】……赤染衛門

やすらはで 寝なましものを さ夜ふけて
かたぶくまでの 月を見しかな

【60番歌】……小式部内侍

大江山 いく野の道の 遠ければ
まだふみも見ず 天の橋立

【61番歌】

いにしへの　奈良の都の　八重桜
けふ九重に　にほひぬるかな

伊勢大輔

【62番歌】

夜をこめて　鳥の空音は　はかるとも
よに逢坂の　関はゆるさじ

清少納言

【63番歌】

今はただ　思ひ絶えなむ　とばかりを
人づてならで　言ふよしもがな

左京大夫道雅

【64番歌】

朝ぼらけ　宇治の川霧　たえだえに
あらはれわたる　瀬々の網代木

権中納言定頼

【65番歌】……相模

恨みわび ほさぬ袖だに あるものを
恋にくちなむ 名こそ惜しけれ

【66番歌】……前大僧正行尊

もろともに あはれと思へ 山ざくら
花よりほかに 知る人もなし

【67番歌】……周防内侍

春の夜の 夢ばかりなる 手枕に
かひなく立たむ 名こそ惜しけれ

【68番歌】……三条院

心にも あらでうき世に ながらへば
恋しかるべき 夜半の月かな

【69番歌】
嵐ふく　三室の山の　もみぢばは
龍田の川の　錦なりけり
能因法師

【70番歌】
さびしさに　宿を立ち出でて　ながむれば
いづくもおなじ　秋のゆふぐれ
良暹法師

【71番歌】
夕されば　門田の稲葉　おとづれて
蘆のまろやに　秋風ぞ吹く
大納言経信

【72番歌】
音にきく　高師の浜の　あだ浪は
かけじや袖の　ぬれもこそすれ
祐子内親王家紀伊

【73番歌】
高砂の 尾上の桜 さきにけり
外山の霞 立たずもあらなむ
前権中納言匡房

【74番歌】
憂かりける 人をはつせの 山おろしよ
はげしかれとは 祈らぬものを
源俊頼朝臣

【75番歌】
契りおきし させもが露を 命にて
あはれ今年の 秋もいぬめり
藤原基俊

【76番歌】
わたの原 こぎいでて見れば 久方の
雲ゐにまがふ 沖つ白波
法性寺入道前関白太政大臣

【77番歌】崇徳院

瀬を早み 岩にせかるる 滝川の
われても末に あはむとぞ思ふ

【78番歌】源兼昌

淡路島 かよふ千鳥の なく声に
幾夜ねざめぬ 須磨の関守

【79番歌】左京大夫顕輔

秋風に たなびく雲の 絶え間より
もれ出づる月の 影のさやけさ

【80番歌】待賢門院堀河

長からむ 心も知らず 黒髪の
乱れてけさは ものをこそ思へ

【81番歌】

ほととぎす 鳴きつる方を ながむれば
ただ有明の 月ぞ残れる

後徳大寺左大臣

【82番歌】

思ひわび さても命は あるものを
憂きに堪へぬは 涙なりけり

道因法師

【83番歌】

世の中よ 道こそなけれ 思ひ入る
山の奥にも 鹿ぞ鳴くなる

皇太后宮大夫俊成

【84番歌】

ながらへば またこの頃や しのばれむ
憂しと見し世ぞ 今は恋しき

藤原清輔朝臣

【85番歌】

夜もすがら　物思ふころは　明けやらで
閨のひまさへ　つれなかりけり

俊恵法師

【86番歌】

なげけとて　月やは物を　思はする
かこち顔なる　わが涙かな

西行法師

【87番歌】

村雨の　露もまだひぬ　真木の葉に
霧立ちのぼる　秋の夕暮

寂蓮法師

【88番歌】

難波江の　蘆のかりねの　ひとよゆゑ
みをつくしてや　恋ひわたるべき

皇嘉門院別当

【89番歌】

玉の緒よ　絶えなば絶えね　ながらへば
忍ぶることの　弱りもぞする

式子内親王

【90番歌】

見せばやな　雄島のあまの　袖だにも
ぬれにぞぬれし　色はかはらず

殷富門院大輔

【91番歌】

きりぎりす　鳴くや霜夜の　さむしろに
衣片敷き　ひとりかも寝む

後京極摂政前太政大臣

【92番歌】

わが袖は　潮干に見えぬ　沖の石の
人こそ知らね　かわくまもなし

二条院讃岐

【93番歌】
世のなかは　常にもがもな　渚こぐ
あまの小舟の　綱手かなしも
鎌倉右大臣

【94番歌】
み吉野の　山の秋風　さ夜ふけて
ふるさと寒く　衣うつなり
参議雅経

【95番歌】
おほけなく　うき世の民に　おほふかな
わが立つ杣に　墨染の袖
前大僧正慈円

【96番歌】
花さそふ　あらしの庭の　雪ならで
ふりゆくものは　わが身なりけり
入道前太政大臣

【97番歌】 権中納言定家

こぬ人を　まつほの浦の　夕なぎに
焼くや藻塩の　身もこがれつつ

【98番歌】 従二位家隆

風そよぐ　奈良の小川の　夕暮れは
みそぎぞ夏の　しるしなりける

【99番歌】 後鳥羽院

人もをし　人もうらめし　味気なく
世を思ふゆゑに　もの思ふ身は

【100番歌】 順徳院

ももしきや　古き軒端の　しのぶにも
なほあまりある　昔なりけり

第三部

「百人一首」代表60歌

～穴埋め思い出しテスト

★ 上の句を受けて下の句を思い出し、○部分をひらがなで埋めてください。このときは旧仮名遣いでなくても OK です。漢字で思い出した場合は、○の数は読み方に合わせてください。

★ 正しく思い出せたか、間違っていたかの判定は、歌の番号がありますので、第一部により確認してください。

★ 楽しみながら記憶力を高める「穴埋め思い出しテスト」に反復してトライしましょう。白い紙に○部分の文字を入れることをお勧めします。また、ここでも声に出して読みましょう。

【1番歌】

秋の田の かりほの庵の とまを荒み
わが衣手は ◯◯◯◯◯◯◯

天智天皇

【2番歌】

春すぎて 夏来にけらし 白妙の
◯◯◯◯◯てふ 天の香具山

持統天皇

【3番歌】

あしびきの 山鳥の尾の しだり尾の
◯◯◯◯◯◯◯ ひとりかも寝む

柿本人麿

【4番歌】

田子の浦に うち出でて見れば 白妙の
◯◯◯高嶺◯ ◯◯◯◯◯◯◯

山部赤人

【5番歌】

奥山に 紅葉ふみわけ 鳴く鹿の

○○○○ときぞ ○○○○○○○

猿丸大夫

【6番歌】

かささぎの 渡せる橋に 置く霜の

白きを○○○ ○○ふけにける

中納言家持

【7番歌】

あまの原 ふりさけ見れば 春日なる

○○○○○○○ ○○○○○○○

阿倍仲麿

【8番歌】

わが庵は 都のたつみ しかぞすむ

○○うぢ山○ ○○○○○○○

喜撰法師

【9番歌】

花の色は　うつりにけりな　いたづらに

○○○○○○○　○○○○○○○

小野小町

【10番歌】

これやこの　行くもかへるも　別れては

○○○○○○○　○○○○の関

蟬丸

【11番歌】

わたのはら　八十島かけて　こぎいでぬと

人には○○○　○○○○○○○

参議篁

【12番歌】

あまつ風　雲のかよひ路　ふきとぢよ

○○○○すがた　○○○○○○○

僧正遍昭

【15番歌】

君がため　春の野に出でて　若菜つむ　〇〇〇〇〇〇〇　雪は〇〇〇〇

光孝天皇

【17番歌】

ちはやぶる　神代もきかず　龍田川　〇〇〇〇〇〇〇　〇〇〇〇〇〇〇

在原業平朝臣

【22番歌】

吹くからに　秋の草木の　しをるれば　むべ〇〇〇〇〇　〇〇〇〇〇〇〇〇

文屋康秀

【23番歌】

月みれば　ちぢに物こそ　悲しけれ　〇〇〇ひとつの　〇〇〇〇あらねど

大江千里

【24番歌】

このたびは　幣もとりあへず　手向山
紅葉の錦　○○○○○○○

菅家

【25番歌】

名にしおはば　あふ坂山の　さねかづら
○○○○○○○　くるよしもがな

三条右大臣

【26番歌】

をぐら山　峰のもみぢ葉　心あらば
いまひとたびの　○○○○○○○

貞信公

【28番歌】

山里は　冬ぞさびしさ　まさりける
人めも○○○　○○○○思へば

源宗于朝臣

【31番歌】

朝ぼらけ 有明の月と みるまでに 吉野の里に ○○○○○○○

坂上是則

【32番歌】

山川に 風のかけたる しがらみは 流れもあへぬ ○○○○○○○

春道列樹

【33番歌】

久かたの 光のどけき 春の日に ○○○○○○○ 花のちるらむ

紀友則

【34番歌】

たれをかも しる人にせむ 高砂の 松も昔の ○○○○○○○

藤原興風

【35番歌】
人はいさ　心もしらず　ふるさとは
○○○○○○○　香に○○○○○
紀貫之

【40番歌】
忍ぶれど　色にいでにけり　わが恋は
ものや○○○○　○○○問ふ○○
平兼盛

【41番歌】
恋すてふ　わが名はまだき　立ちにけり
ひと知れずこそ　○○○○○○○
壬生忠見

【43番歌】
あひみての　後の心に　くらぶれば
○○○○○○○　○○○○○○○
権中納言敦忠

【46番歌】

由良の門を　わたる舟人　梶を絶え
ゆくへもしらぬ　○○○○○○○

曽禰好忠

【47番歌】

八重むぐら　しげれる宿の　寂しきに
○○○○見えね　○○○○○○○

恵慶法師

【48番歌】

風をいたみ　岩うつ浪の　おのれのみ
くだけてものを　○○○○○○○

源重之

【52番歌】

あけぬれば　暮るるものとは　知りながら
なほ恨めしき　○○○○○○○

藤原道信朝臣

【54番歌】

忘れじの 行末までは かたければ
今日を限りの ○○○○○○○

儀同三司母

【55番歌】

滝の音は たえて久しく なりぬれど
名こそ流れて ○○○○○○○

大納言公任

【56番歌】

あらざらむ この世のほかの 思ひ出に
いまひとたびの ○○○○○○○

和泉式部

【57番歌】

めぐりあひて 見しやそれとも わかぬまに
雲がくれにし ○○○○○○○

紫式部

【60番歌】
大江山 いく野の道の 遠ければ
まだふみも○○ ○○○○○○○
小式部内侍

【61番歌】
いにしへの 奈良の都の 八重桜
○○○○○○○ にほひぬるかな
伊勢大輔

【62番歌】
夜をこめて 鳥の空音は はかるとも
よに逢坂の ○○○○○○○
清少納言

【64番歌】
朝ぼらけ 宇治の川霧 たえだえに
○○○○○○○ 瀬々の網代木
権中納言定頼

【66番歌】
もろともに あはれと思へ 山ざくら
花よりほかに ○○○○○○○
前大僧正行尊

【67番歌】
春の夜の 夢ばかりなる 手枕に
かひなく立たむ ○こそ○○○○
周防内侍

【69番歌】
嵐ふく 三室の山の もみぢばは
○○○の川○ ○○○○○○○
能因法師

【70番歌】
さびしさに 宿を立ち出でて ながむれば
○○○○○○○ 秋の○○○○
良暹法師

【72番歌】

音にきく 高師の浜の あだ浪は
かけじや袖の ◯◯◯◯◯◯◯

祐子内親王家紀伊

【74番歌】

憂かりける 人をはつせの 山おろしよ
はげしかれとは ◯◯◯◯◯◯◯

源俊頼朝臣

【76番歌】

わたの原 こぎいでて見れば 久方の
雲ゐにまがふ ◯◯◯◯◯◯◯

法性寺入道前関白太政大臣

【77番歌】

瀬を早み 岩にせかるる 滝川の
◯◯◯◯末に ◯◯◯◯◯◯◯

崇徳院

【78番歌】

淡路島　かよふ千鳥の　なく声に
幾夜ねざめぬ　○○○○○○○

源兼昌

【80番歌】

長からむ　心も知らず　黒髪の
○○○○○○○　ものをこそ思へ

待賢門院堀河

【81番歌】

ほととぎす　鳴きつる方を　ながむれば
○○有明の　○○○○○○○

後徳大寺左大臣

【83番歌】

世の中よ　道こそなけれ　思ひ入る
山の奥にも　○○○○○○○

皇太后宮大夫俊成

【86番歌】

なげけとて 月やは物を 思はする かこち顔なる ○○○○○かな

西行法師

【87番歌】

村雨の 露もまだひぬ 真木の葉に ○○○○○○○ 秋の夕暮

寂蓮法師

【89番歌】

玉の緒よ 絶えなば絶えね ながらへば 忍ぶることの ○○○○○○○

式子内親王

【94番歌】

み吉野の 山の秋風 さ夜ふけて ふるさと○○○ ○○○うつなり

参議雅経

【96番歌】
花さそふ　あらしの庭の　雪ならで
○○○○○○○　わが身なりけり
入道前太政大臣

【97番歌】
こぬ人を　まつほの浦の　夕なぎに
○○○藻塩の　身も○○○○○○
権中納言定家

【99番歌】
人もをし　人もうらめし　味気なく
世を思ふゆゑに　○○○○○○○
後鳥羽院

【100番歌】
ももしきや　古き軒端の　しのぶにも
○○○○○○○　昔なりけり
順徳院

百人一首ミニ講座③

『百人一首』とは、もともとは百人の歌人一人ひとりについて、一首ずつを選んだ秀歌集のことをいいますが、普通『百人一首』というと、『小倉百人一首』のことを指します。

『小倉百人一首』を編んだのは藤原定家《ていか》であり、その原型は、鎌倉時代の御家人で歌人でもあった宇都宮頼綱が京都の嵯峨野に小倉山荘を建てた際、襖《ふすま》の装飾用の色紙作成を依頼されたことにあるというのが定説です。

ただし、その際、承久の乱を首謀し鎌倉幕府に反旗を翻した後鳥羽院と順徳院の和歌は、政治的な配慮からはずし、その後、歌人の良心から、私家版として現在の『小倉百人一首』を残したとも言われています。

室町時代の後期になり、連歌師の宗祇《そうぎ》の研究・紹介により、『小倉百人一首』は歌道の入門書として広く知られるようになりました。そして江戸時代に入って木版画の技術が普及すると、「歌がるた」という形態で庶民にも親しまれるようになったのです。

編者プロフィール

●日本の古典に親しむ会
古典大好き人間が集まって、和歌や俳句の世界を楽しんでいる会で、勉強会では会社を定年退職してフリーの身を楽しむ人、ライター、編集者、居酒屋の主人などが中心になり、酒肴の席を楽しみながら、古典の深奥にふれ、語り合っている。会の世話人は編集者歴40年の河野久美子が務める。
尚、『60歳からの脳トレ・思い出しテスト』シリーズの生みの親である「ど忘れ現象を防ぐ会」が企画・構成・編集面で全面協力している。

声に出して読む！ えんぴつでなぞる!!
百人一首

2016年12月12日　第1刷発行

編　者——日本の古典に親しむ会

発行人——山崎　優

発行所——コスモ21
〒171-0021　東京都豊島区西池袋2-39-6-8F
☎03（3988）3911
FAX03（3988）7062
URL http://www.cos21.com/

印刷・製本——中央精版印刷株式会社

定価はカバーに表示してあります。

ISBN978-4-87795-345-4 C0030

もの忘れ、認知症にならない ちょっと手強い漢字思い出しテスト

60歳からの脳トレ

テスト形式で楽しめば、ことわざ、漢字が脳に甦る！

読めて当然、書けて当然！と思っていたのに？休眠中の脳を覚醒させ、活性化させる「脳トレ」本。さあ、日々のスキマ時間を使って挑戦しましょう。

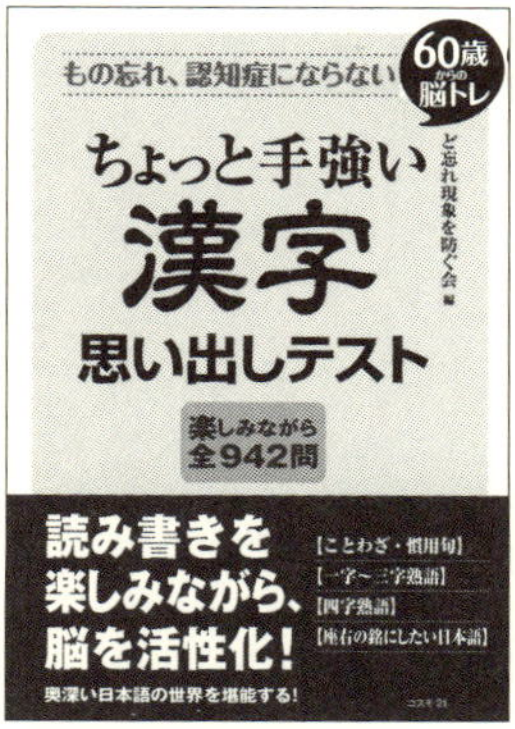

ど忘れ現象を防ぐ会［編］
四六判160頁
本体価格**1200**円＋税

本書の主な内容

第1章　よく見聞きするけど、どんな言葉か？【ことわざ・慣用句】［全112問］
第2章　楽しみながら読み書きしましょう！【一字～三字熟語】［全370問］
第3章　読めて当然と思っていたのに！【四字熟語】［全192問］
第4章　書けて当然と思っていたのに！【四字熟語】［全208問］
第5章　奥深さを学ぶ座右の銘にしたい【日本語】［全60問］

楽しみながら全**942**問 あなたは何問、解けるでしょうか？